CONTRIBUTION A L'ÉTUDE EXPÉRIMENTALE

DES

EFFETS DE LA COCAÏNE

SUR LE GLOBE OCULAIRE

PAR

Le Dr J.-L.-H. IRRMANN

※

IMPRIMERIE GÉNÉRALE DE LYON

30, RUE CONDÉ, 30

1885

CONTRIBUTION A L'ÉTUDE EXPÉRIMENTALE

DES

EFFETS DE LA COCAÏNE

SUR LE GLOBE OCULAIRE

PAR

Le Dr J.-L.-H. IRRMANN

IMPRIMERIE GÉNÉRALE DE LYON

30, RUE CONDÉ, 30

1885

INTRODUCTION

On savait déjà que la cocaïne, alcaloïde de la coca du Pérou, découvert par Niemann (1859), possédait la propriété d'abolir la sensibilité lorsqu'on l'appliquait localement sur la muqueuse linguale (Schroff).

Les propriétés analgésiques de la coca n'étaient pas inconnues des laryngologistes, qui depuis quelques années l'employaient journellement dans leur pratique.

Moreno (en 1868), qui fit une étude complète de la coca et qui étudia l'action physiologique de l'acétate de cocaïne, conclut de ses expériences que la cocaïne agit sur la sensibilité périphérique, et que son action locale est très manifeste. « Pourrait-on l'em-« ployer, dit-il, comme anesthésique local ? C'est à « l'avenir de décider. »

Koller, reprenant les expériences de ses devanciers, eut l'idée d'appliquer la cocaïne à l'anesthésie de la cornée et de la conjonctive, et surtout le mérite d'en tirer des conséquences pratiques.

Les expériences du médecin viennois, communi-

quées au Congrès de Heidelberg (octobre 1884),
excitèrent de toutes parts un vif intérêt; l'attention
étant portée sur ce médicament, on étudia avec plus
de soin ses propriétés générales et locales.

Les travaux des ophthalmologistes, directement
intéressés, parurent en grand nombre, confirmant la
découverte; aux faits signalés par Koller s'en ajou-
tèrent quelques nouveaux.

Nous avons suivi avec intérêt les applications du
médicament en chirurgie et thérapeutique oculaires.
Mais le but de notre travail n'est pas de nous
étendre sur les résultats cliniques, suffisamment
connus par les innombrables publications qui ont
paru sur ce sujet.

Nous avons fait quelques expériences : ce sont
les résultats obtenus et les faits que nous avons eus
sous les yeux, que nous rapportons dans notre
travail.

PREMIER CHAPITRE. — *Expériences relatives aux effets
de la cocaïne à haute dose.*
DEUXIÈME CHAPITRE. — *Observations et expériences sur
la sensibilité profonde.*
TROISIÈME CHAPITRE. — *Expériences sur la tension
intra-oculaire.*
CONCLUSIONS.

Que M. le professeur F. Monoyer reçoive l'ex-
pression de toute notre gratitude pour avoir bien
voulu accepter la présidence de notre thèse.

CHAPITRE PREMIER

Expériences relatives aux effets de la cocaïne à haute dose.

Nous nous instillons dans l'œil droit, de 5 en 5 minutes, pendant une heure, une goutte d'une solution de chlorhydrate de cocaïne à 5 %.

Diamètre des deux pupilles = 4 m. m.
Acuité o. 2. (Echelle Monoyer.)
Acuité avec — 3. 6 D. = 1.
Pouvoir accommodatif: 10. 75 D. (Optomètre Badal.)
Adduction limite 38º.
Abduction 14º.

Avant l'expérience M. Dor prend avec son tonomèmètre la tension de notre œil et le rayon de courbure de la cornée (ophthalmomètre de Helmholtz).

$$\text{D. V} = 7.\,6467.$$
$$\text{D. H} = 7.\,6654.$$
$$\text{As.} = \frac{1}{349} = 0.\,1 \text{ D.}$$

Légère sensation de brûlure, vite dissipée, après la première instillation.

4 minutes. — Insensibilité de la cornée ; perception de la sensation tactile.

8 minutes. — Insensibilité complète de la conjonctive bulbaire. — La sensation tactile n'est plus perçue. — Sensation de froid. — Elargissement de la fente palpébrale. — Lourdeur des paupières.

10 minutes. — La conjonctive palpébrale est insensible. — Tension normale.

15 minutes. — Dilatation pupillaire commençante.

$$5.\ 5.\ \text{O. G. fermé.}$$
$$4\ \text{m.m. O. G. ouvert.}$$

20 minutes.

$$P.\ 6\ \text{m.m. O. G. fermé.}$$
$$4\ 1/2.\ \text{O. G. ouvert.}$$
$$V = 0.\ 2.\ \text{difficilement.}$$
$$V = 1.\ \text{avec} - 3.\ 6\ D.$$

Accommodation paresseuse mais non diminuée.
Divergence et convergence de même qu'avant l'expérience.

40 minutes.

$$P. = 8\ \text{m.m. O. G. fermé.}$$
$$6\ \text{m.m. O. G. ouvert.}$$

Tension abaissée d'un degré.
Les lettres du tableau sont allongées verticalement.

$$V = 0.\ 7\ \text{difficilement avec} - 3.\ 6\ D.$$
$$V = 1\ \text{avec} - 3.\ 6\ D.\ \bigcirc - 1\ D.\ \text{Cyl.}$$
$$\text{Axe horizontal.}$$

50 minutes.   P. 7 m. m. o. g. fermé.
                                   7. o. g. ouvert.

Amplitude d'accommodation diminuée de 4 D.

$$V = 0.\ 5 \text{ avec} - 3.\ 6\ D.$$
$$V = 0.\ 6 \text{ avec} - 4\ D.$$
$$V = 0.\ 9 \text{ avec} - 3.\ 6 \subset - 1.25\ Cyl.$$
Axe à 20°.

60 minutes. $V = 0.\ 1.$
                           Tonomètre 2°.

A l'examen ophthalmoscopique l'iris se contracte faiblement. Pas de différence apparente dans le calibre des vaisseaux.

M. Dor prend à l'ophthalmomètre le rayon de courbure de la cornée dans les méridiens horizontal et vertical, suivant la ligne de visée.

$$D.\ V = 8.\ 0416.$$
$$D.\ H = 7.\ 654.$$
$$As. = \frac{1}{17,4} = 2.\ d.\ env.$$

Aussitôt après cette opération, qui dure 10 minutes, trouble subit et très accentué de la vision : l'acuité de l'œil gauche étant normale. Tous les objets étaient vus comme à travers une glace couverte de buée et complètement confus.

A l'éclairage focal, trouble opalescent, siégeant dans la couche épithéliale, plus accentué dans la moitié supérieure de la cornée ; l'aspect dépoli de celle-ci gêne l'examen ophthalmoscopique.

La cornée, humectée, reprend peu à peu sa transparence ; la vision devient nette un quart d'heure après.

1 h. 1/2. V = o. 2.
       V = o. 5 avec — 3. 6 D.
       V = o. 6 avec — 4 D.
       V = o. 8 avec — 3. 6 D $\subset$ — 1. 5 Cyl.
       Axe à 20°.

Nous eussions voulu pousser l'expérience plus loin, mais à la suite d'une nouvelle instillation il survint très rapidement un myosis énorme : la pupille réduite à un point, avec impossibilité de voir à distance comme de près.

Nous nous aperçûmes alors que nous venions de nous servir par mégarde d'un compte-gouttes avec lequel on avait instillé chez un malade, quelques minutes auparavant, de la cocaïne et de l'ésérine $\left(\frac{1}{500}\right)$.

Ce myosis s'accompagna d'une sensation de tension, localisée à la région cillaire dans l'œil, très pénible.

La douleur s'irradia au pourtour de l'orbite.

L'œil anémié s'injecta ; la secrétion lacrymale se fit abondante.

La sensibilité reparut exaltée.

A la palpation à travers les paupières contractées spasmodiquement, l'œil présentait un degré de ramollissement tel que nous ne fûmes pas sans inquiétude.

Deux heures durant, le myosis persista ainsi que la douleur bulbaire, qui disparut lentement. Tout rentra dans l'ordre, l'œil conservant seulement une très grande sensibilité à la lumière.

A la palpation, l'œil resta mou pendant plusieurs heures.

Le lendemain, la réfraction était normale, ainsi que l'accommodation, la pupille légèrement dilatée dans l'obscurité.

DEUXIÈME EXPÉRIENCE

Instillation de 6 gouttes d'une solution de chlorhydrate de cocaïne à 30 % dans l'espace d'une demi-heure.

O. g. Myopie — 2 D.
V = 1. après correction.
Acuité sans verre 0. 2.
Amplitude d'accommodation 10. 25 D.
Convergence 40 °.
Divergence dynamique 15 °.
Diamètre de la pupille :

O. dr. { 3 m. m. O. g. fermé
        { 2 m. m. O. g. ouvert

O. g. { 3 m. m. O. dr. fermé
      { 2 m. m. O. dr. ouvert.

Une goutte.

Une sensation de cuisson très vive, comparable à celle que cause l'attouchement avec le sulfate de cuivre, succède à l'instillation. Les paupières se ferment spasmodiquement, les larmes s'écoulent en abondance. La cuisson étendue à toute la surface oculaire est insupportable et nous oblige à lotionner l'œil avec de l'eau froide.

Au bout de deux minutes la cuisson devient moins intense, et se localise au cul-de-sac inférieur. L'œil s'ouvre spontanément : la conjonctive bulbaire est injectée dans toute son étendue ; l'injection est plus marquée en bas.

La conjonctive palpébrale inférieure est également très hyperhémiée.

La cornée est entourée d'un cercle périkératique plus accusé dans le segment inférieur.

L'œil est dur au toucher et la pupille, examinée à un éclairage d'une intensité faible, est légèrement contractée par comparaison avec celle de l'œil opposé.

4 minutes. — La cornée est insensible ; son attouchement ne provoque pas l'occlusion ; la sensation tactile persiste. La sensibilité de la conjonctive est exaltée ; son pincement est très douloureux, surtout dans la portion bulbaire inférieure.

5 minutes. — Une goutte.

La cuisson se ravive quelque peu, mais sans déterminer l'occlusion ; elle est limitée à la conjonctive palpébrale et au cul-de-sac inférieur.

La sensibilité de la cornée est entièrement abolie : la sensation tactile n'est plus perçue. La conjonctive bulbaire est insensible dans sa moitié supérieure ; dans le segment inférieur elle est à peine diminuée ; cependant la sensation de cuisson se dissipe peu à peu et n'est pas renouvelée par l'addition d'une nouvelle goutte.

10 minutes. — L'injection périkératique a disparu, celle de la conjonctive n'est plus marquée qu'à la partie inféro-interne. La muqueuse palpébrale inférieure est toujours très rouge ; l'œil est sec et terne ; la fente palpébrale agrandie, les paupières lourdes et l'occlusion moins facile.

La tension ne paraît pas diminuée à la palpation.

15 minutes. — L'injection conjonctivale a disparu en totalité ; l'aspect de la conjonctive bulbaire est d'un blanc mat, ses vaisseaux sont invisibles ; la conjonctive palpébrale inférieure est encore rouge. L'anesthésie est complète sur toute la surface oculaire ; la sensibilité est seulement émoussée sur la conjonctive palpébrale inférieure.

L'iris observé à un éclairage faible est animé de mouvements alternatifs de dilatation et de contraction, ces derniers plus rapides.

L'accommodation est normale.

Une goutte.

20 minutes. — La vision se trouble, tous les objets deviennent confus et sont perçus comme à travers un brouillard.

La lettre A. Sn. à 6 mètres est à peine visible sans verre ; cependant avec — 2 D. V = 0.5 très nettement. Les verres cylindriques n'améliorent pas la vision.

La cornée, examinée à l'éclairage focal, a un aspect terne et dépoli, grisâtre ; le fond de l'œil visible, malgré le trouble cornéen, ne présente rien de particulier ; les vaisseaux sont normaux.

On note que l'iris se contracte énergiquement à la lumière de l'ophthalmoscope.

La lecture de près n'est pas possible, à cause du trouble de la cornée ; celle-ci humectée, le brouillard se dissipa en partie et la vision devint moins confuse.

L'insensibilité est absolue, la conjonctive palpébrale inférieure est pâle. Une aiguille enfoncée à la face interne des paupières, dans une profondeur de 1^{mm} 1/2, ne provoque aucune sensation, pas plus que l'introduction d'une soie dans le point lacrymal inférieur.

L'arrachement d'un cil est douloureux.

30 minutes. — Une goutte.

La tension est légèrement diminuée à la palpation.

L'iris est dilaté presque au maximum.

Il réagit faiblement.

Pris au pupillomètre, le diamètre de la pupille mesure à un faible éclairage 8^{mm} ; au grand jour 7 1/2, l'autre œil étant tenu ouvert. L'œil droit fermé, il n'y a pas de différence.

Le diamètre de la pupille de l'œil droit est dans les mêmes conditions 3 et 2.

Les lettres du tableau de Snellen sont très déformées, et allongées verticalement

Vision sans verre 0.1 difficilement.
Avec — 2 D V = 0.4.
V = 1 avec — 2 D ⊃ — 1. 25 D axe horizontal.

Une lentille + 4 D étant placée au devant de l'œil, la lecture des petits caractères de l'échelle de Wecker est très confuse à la distance de 15 centimètres.

La juxtaposition d'un verre cylindrique + 1,50 D. axe vertical, rend la lecture des mêmes caractères très nette à la même distance. En deçà elle est encore facile à 12 centimètres, mais à la condition de faire un effort qui détermine une sensation pénible.

Une goutte.

40 minutes. — La narine correspondant à l'œil cocaïné laisse écouler un liquide muqueux, mêlé de quelques gouttes de sang.

La sensibilité de la muqueuse nasale est obtuse ; le sens de l'odorat émoussé ; la narine reste sèche pendant plusieurs heures.

L'expérience devient pénible ; nous éprouvons un étourdissement marqué, avec sensation de pesanteur au creux épigastrique ; de l'assoupissement. La station verticale nous donne le vertige ; la face pâlit. Ces symptômes disparaissent dès que nous sommes assis ou mieux couché.

Nous lavons l'œil et cessons les instillations.

La diminution de la tension oculaire est très accentuée.

$$V = 0.1.$$
$$0.5 \text{ avec} - 2.$$

Une légère pression exercée sur l'œil par l'intermédiaire de la paupière supérieure, fait baisser la vision à 0,2. L'astigmatisme est très marqué.

$$\text{Avec} - 2 \text{ D} \supset 1 \text{ D axe} - V = 0,6$$
$$\text{Avec} - 2 \text{ D} \supset 1,50 \text{ axe à } 15° \text{ V diff. } 0,9.$$

L'iris est immobile, ne réagit plus à la lumière, ni à la convergence.

Diamètre 8^{mm}.

Le diamètre de la pupille de l'œil droit est :

$$5^{\text{mm}}. \text{ O. g. fermé.}$$
$$3^{\text{mm}}. \text{ O. g. ouvert.}$$

L'accommodation de cet œil est normale.

L'accommodation de l'œil cocaïné est paralysée entièrement.

Un verre — 4 rend la vue à distance confuse et fatigue l'œil.

A l'ophthalmoscope l'iris ne se contracte pas ; aucune contraction apparente des vaisseaux ; par la vision entoptique l'image vasculaire n'a rien perdu de sa netteté.

1 heure 1/2. — La sensibilité de la cornée est obtuse ;

la conjonctive bulbaire a recouvré sa sensibilité dans sa portion inférieure ; son pincement est douloureux ; l'injection reparaît. Dans sa moitié supérieure la pâleur persiste et la sensibilité est faible. La sensibilité de la conjonctive palpébrale inférieure est normale ; cependant l'arrachement d'un .œil n'a causé qu'une sensation de traction.

> Acuité avec le trou sténopéique o. 4.
> Avec — 2 D. V = o. 4.
> Avec — 2 D. $\subset$ — 1. 5 D. axe à 15° o. 8.
> Convergence 45°.
> Divergence 10°.

L'abduction ne peut être forcée longtemps ; elle détermine une tension pénible dans l'orbite.

2 heures. — Sensibilité de la cornée normale. L'attouchement provoque l'occlusion.

La conjonctive est également sensible. La sécrétion lacrymale est rétablie. L'iris réagit. Amplitude d'accommodation 6 D.

L'œil à la palpation est mou ; la cornée n'offre plus de nébulosité ; cependant, lorsque nous sommes dans un demi-jour nous voyons un léger brouillard qui ne se dissipe que dans la soirée.

La dilatation de la fente palpébrale était encore très accusée 4 heures après ; l'accommodation rétablie le lendemain.

La pupille conserva sa dilatation maximum douze heures encore, lorsque nous l'examinions au demi-jour.

La mydriase était encore sensible 50 heures après.

> O. dr. 4 mm.
> O. g. 5 mm. 1/2.

CHAPITRE II

Dans quelles limites la cocaïne exerce-t-elle une action
anesthésique sur les parties profondes?

« Il n'est pas douteux, dit Koller, qu'on ne réussisse
« à obtenir au bout d'un certain temps une anesthésie
« s'étendant jusqu'à la rétine, en instillant dans l'œil
« une quantité suffisante de cocaïne. »

En ce qui concerne particulièrement l'anesthésie de
l'iris, les opinions contradictoires ont été rapportées.
On sait, en effet, que la sensibilité de cette membrane
ne le cède en rien à celle de la cornée et de la conjonctive ; mais il faut bien reconnaître qu'il y a dans cette
sensibilité irienne de grandes différences individuelles,
et que si, le plus souvent, un iris sain est sensible aux
instruments, dans bien des cas les patients n'accusent
aucune douleur au moment de la préhension et de la
section. — Il est à remarquer également que cette der-
nière est bien moins douloureuse que la préhension de
l'iris.

Aussi, étant données ces différences, que nous avons pu apprécier à une époque où notre maître, M. Dor, faisait presque indistinctement toutes les opérations sans anesthésie préalable, n'attachons-nous qu'une importance relative aux résultats fournis par l'observation sur l'homme.

On peut en juger par les observations suivantes :

Extractions linéaires combinées.

1° Cat. sénile o. dr. F. 60 ans.

Cocaïne 5 °/₀ pendant 25 min. Section de l'iris très douloureuse. Extraction difficile à cause des mouvements de la malade. Affaissement considérable de la cornée après la sortie du cristallin.

2° Cat. sénile o. dr. F. 58 ans.

Cocaïne 20 min. Section de l'iris moins douloureuse que la préhension. La malade reste tranquille.

3° Cat. o. dr. H. 64 ans.

Cocaïne 5 min. avant l'opération. Le malade n'a rien senti pendant tout le temps de l'opération.

4° Cat. o. dr. H. 68 ans.

Cocaïne 10 min. Injection d'une goutte dans la chambre. Insensibilité de l'iris.

5° Cat. demi-molle. H. 55 ans.

Cocaïne, 10 min. 3 gouttes à 5 °/₀. L'opération s'est passée sans que le malade ait rien ressenti.

6° Cat. sénile. o. g. F. 69 ans.

Cocaïne 2 min. Douleur au moment de la ponction

scléro-cornéenne. L'iris n'est pas sensible à la préhension et à la section.

8° Cat. adhérente, o. g. H. 29 ans.

Instillation de 2 gouttes dans la chambre, après la
ponction. L'iridectomie faite 5 min. après est douloureuse.

9° Cat. congénitale. Enf. 15 ans.

Cocaïne 8 gouttes, 10 min. Tous les temps se pas-
sent sans douleur, excepté l'iridectomie.

10° Cat. traumatique. H. 24 ans.

Cocaïne 10 min. Insensibilité de l'iris.

ÉNUCLÉATIONS

Depuis le mois de décembre 1884, il a été fait à la cli-
nique de M. Dor 11 énucléations sans chloroformisation
et à l'aide de la cocaïne.

Le *modus faciendi* adopté est le suivant :

Le blépharostat étant placé, on introduit de la solution de cocaïne à $\frac{5}{100}$, de manière que l'œil bai-
gne complètement.

La section de la conjonctive faite et le tissu cellulaire
débridé dans une étendue suffisante pour mettre à nu
l'insertion des muscles droits, on écarte les lambeaux et
l'on introduit directement de la solution sous la conjonctive.

Les droits sectionnés et l'œil dégagé de ses attaches
antérieures, on pousse, à l'aide d'une seringue de Pravaz
à canule boutonnée, environ 1/2 gr. de la solution dans
la capsule, et l'on procède quelques minutes après à la
section opto-ciliaire.

L'opération terminée, on lave *immédiatement* la capsule avec la solution de sublimé à $\frac{1}{1000}$.

Il est important — et ici plus particulièrement — de
n'appliquer le sublimé et, d'une manière générale, les
antiseptiques, qu'après l'obtention de l'analgésie, car,
si l'on fait précéder de l'application de cocaïne le lavage
antiseptique, ou si on le fait conjointement, la cocaïne,
précipitée, ne produit qu'une anesthésie insignifiante.
Dans le cas présent, cette propriété est un avantage, en
ce qu'elle permet de neutraliser la cocaïne et d'empêcher son absorption.

Malgré la dose relativement forte que nécessitèrent
les enucléations, on n'eut à relever aucun accident, ni
immédiat ni consécutif. L'hémorrhagie a été notable-
ment moindre.

Nous ferons ressortir qu'un des malades, âgé de 68 ans
(phthisie de l'œil), mourut presque subitement, le sur-
lendemain, d'une attaque d'apoplexie cérébrale.

Chez les 11 malades énucléés avec la cocaïne, et chez
lesquels la durée de l'opération n'excéda pas dix minutes
— à l'exception d'un seul — les premiers temps de
l'opération (sect., conj., débridement, sect. tendineuse)
furent insensibles, les patients n'accusèrent qu'une douleur encore très supportable au moment de la section
opto-ciliaire.

Le malade qui fait exception, et chez qui l'opération
fut douloureuse, était atteint de cyclite consécutive à
la présence d'un corps étranger ; la conjonctive, injectée
et chémotique, fut réfractaire à la cocaïne, bien qu'on
eût attendu un quart d'heure avant de commencer ; sa
section fut plus douloureuse que les temps ultérieurs
de l'opération.

Est-ce à dire que nous voulions substituer systématiquement la cocaïne à l'éther ou au chloroforme dans l'énucléation? Nous ne poussons pas l'enthousiasme pour la cocaïne jusque-là, mais, dans le cas où l'œil n'est pas enflammé, elle peut suffire, à la condition de l'employer à dose suffisante, et que l'on procède comme nous l'avons indiqué, sans que l'on ait à redouter d'accidents par intoxication.

Ce procédé est particulièrement applicable chez les adultes et les vieillards; chez les jeunes sujets, nous n'avons pas eu l'occasion de le voir appliquer; mais, en raison de l'appréhension et de leurs mouvements, nous croyons qu'il est préférable d'avoir recours au chloroforme.

EXPÉRIENCES

I. — L'œil d'un lapin albinos est tenu baigné d'une solution de chlorhydrate de cocaïne 5 %, pendant 10 minutes. La pupille dilatée au bout de ce temps, nous lui faisons une iridectomie 20 minutes après.

La pointe de la lance s'engage dans l'iris.

L'animal, jusque-là tranquille, secoue brusquement la tête; la lance est projetée hors de l'œil.

L'iris, hernié dans la plaie, est saisi à plusieurs reprises avec une pince; l'animal réagit.

Nous laissons tomber quelques gouttes de la solution sur le prolapsus; continuant à pincer l'iris, l'animal souffre; après 2 minutes, nous pouvons le saisir à nouveau, le triturer entre les mors de la pince, sans que l'animal manifesté de la douleur; mais si nous exerçons en tirant sur le prolapsus, avec traction sur toute la membrane, l'animal s'agite. Nous injectons dans la chambre, à *deux* reprises, quelques gouttes de la solution.

L'animal ne manifeste aucune souffrance lorsque, au bout de 5 minutes, nous exerçons une traction légère, ni pendant la section de l'iris.

II. — Sur l'œil d'un autre lapin, le contact de la solution de cocaïne (5 %) est prolongé pendant une demi-heure.

La pupille étant dilatée au maximum (alors que, dans l'autre œil, où nous avons mis une goutte d'atropine à 1/100, la mydriase est à peine accusée), nous lui faisons une iridectomie.

L'iris est sensible, mais à un degré moindre que dans l'expérience précédente; l'animal ne bouge pas lorsque nous attirons l'iris; il fait un mouvement de tête et cligne lorsque nous sectionnons.

La section cornéenne, faite au couteau, comprend une étendue de 8^{mm} environ.

Après la section, très large, de l'iris, la cornée s'affaisse et se ratatine ; cet enfoncement détermine l'éversion de la lèvre antérieure et la béance de la plaie.

Le cristallin se luxe lentement ; et le vitré fait hernie.

EXPÉRIENCE

Nous instillons pendant une heure, de 5 en 5 minutes, dans l'œil d'un lapin blanc, du poids de 2.300, une goutte d'une solution de chlorhydrate de cocaïne à 10 %.

L'anesthésie de la cornée, de la conjonctive du bulbe est complète 5 minutes après la première instillation.

8 minutes. — Anesthésie de la muqueuse palpébrale. Dilatation de la pupille.

18 minutes. — La surface de la cornée présente un pointillé grisâtre.

L'iris, dilaté au maximum, est pâle. Il se contracte paresseusement lorsque la lumière est concentrée à sa surface. Le fond de l'œil ne présente aucun changement de coloration.

25 minutes. — La cornée est voilée ; l'iris ne réagit plus.

35 minutes. — Le trouble de la cornée s'accentue et est surtout marqué dans la moitié inférieure.

L'animal ayant fait un effort pendant que nous lui tenons les paupières, son œil se luxe entièrement.

Le fond de l'œil est invisible ; la surface de la cornée est entièrement opalescente.

45 minutes. — L'œil est mou ; plus enfoncé dans l'orbite que son congénère, pour peu qu'on écarte légèrement les paupières, il se luxe avec la plus grande facilité.

50 minutes. — L'épithélium cornéen est tuméfié et trouble. L'épithélium s'exfolie lorsque nous passons un pinceau humide sur la cornée ; des lambeaux se détachent.

Par le frottement à l'aide du pinceau il s'enlève en totalité.

La cornée redevient transparente, l'examen du fond de l'œil est possible.

Les vaisseaux de la chroroïde sont très pâles, leur

dessin confus ; ceux de la rétine, qui se dessinent sur le trajet des fibres opaques, ne paraissent pas amincis.

Le contraste est très net et frappant par comparaison avec l'autre œil.

1 heure. — L'animal, laissé au repos quelques instants, est très abattu ; il fait quelques pas en chancelant comme ivre, et se couche sur le flanc.

1 heure 1/4. — L'œil est sec ; la cornée est redevenue terne.

Tout à fait à la périphérie de la cornée, en haut, existe une lunule blanchâtre analogue à l'arc sénile. La conjonctive est infiltrée de sérosité ; parsemée de petites ecchymoses, principalement au niveau du droit supérieur. L'infiltration augmente rapidement et la cornée est recouverte d'un bourrelet œdémateux.

1 heure 1/2. — L'animal s'agite. Après avoir sectionné la conjonctive infiltrée, nous détachons la cornée dans les 3/4 de sa circonférence. L'animal ne fait pas de mouvements pendant cette opération, ni pendant que nous dilacérons l'iris avec des pinces ; mais lorsque nous introduisons une curette dans la coque, il tressaute à chaque tentative de râclage.

L'hémorrhagie est insignifiante tout d'abord, mais, quelques minutes après l'opération, nous voyons le sang s'écouler abondamment.

EXPÉRIENCE

Dans l'œil droit d'un lapin albinos, du poids de 570 gr., nous instillons environ 6 gouttes d'une solution à 20 %.

2 gouttes.

Irritation. — Anesthésie superficielle après 5 minutes.

8 minutes. La pupille se dilate.

L'œil ne fait pas saillie ; mais, les paupières modérément écartées, il sort entièrement de l'orbite. Nous l'arrosons avec quelques gouttes de la solution.

22 minutes. — L'iris est dilaté au maximum, immobile. Il ne se contracte pas à la lumière fortement concentrée, tandis que l'iris gauche se contracte énergiquement.

Examiné à la loupe, sa pâleur est très marquée. Le fond de l'œil n'est pas décoloré.

L'œil luxé est rentré. Une goutte.

15 minutes. — L'animal devient turbulent, il fait des efforts pour s'échapper. Laissé libre, il pousse un cri, fait un bond sur la table, urine et est pris de violentes convulsions.

Les pattes antérieures sont agitées, la mâchoire est crispée ; une salive écumeuse sort de la bouche, les membres postérieurs sont raidis, la tête fortement fléchie sur le cou. Au bout d'une demi-minute environ tout le corps se convulse. Il s'incurve du côté gauche à plusieurs reprises : l'animal roule sur lui-même ; remis sur ses pattes, il se raidit et retombe dans les convulsions. Peu à peu celles-ci cessent et l'animal revient à lui.

Il conserve seulement une très grande agitation pendant toute la durée de l'expérience. Il ne tient pas en place.

45 minutes. — L'œil est plus enfoncé dans l'orbite que
son congénère; en écartant les paupières il se luxe,
mais avec moins de facilité qu'au commencement, ce
qui tient. à ce que la conjonctive est infiltrée de sérosité.

Au pourtour de la cornée et au niveau du muscle
droit supérieur les vaisseaux sont très injectés : cette
injection disparaît peu à peu, à mesure que le chémosis s'accentue. La cornée présente un aspect louche,
mais l'épithélium ne s'enlève pas.

La sensibilité est abolie sur toute la surface de
l'œil ; la peau des paupières est insensible ; nous la
transfixons avec une aiguille, la divisons avec un couteau, dans l'étendue d'un centimètre, sans que l'animal
souffre.

Mais, au delà, ᷱconservation de la sensibilité.
Celle-ci est exaltée sur l'œil opposé, ainsi que sur toute
la surface du corps. La plus légère piqûre fait tressau-
ter vivement l'animal.

La pupille de l'œil gauche est énormément dilatée,
peu contractile. Le fond de l'œil cocaïné, visible à
l'image renversée après qu'on eut nettoyé la cornée,
est anémié.

40 minutes. — Le chémosis recouvre la cornée. Nous
l'excisons, puis nous détachons en partie la cornée
avec des ciseaux. L'iris est très sensible. L'animal
crie. Nous renouvelons l'application de cocaïne; malgré cela, nous ne terminons pas l'exentération sans
faire souffrir l'animal.

CHAPITRE III

Action sur la circulation et la tension intra-oculaire.

Le phénomène le plus apparent après l'anesthésie est le resserrement des vaisseaux que Koller et Kœnigstein attribuent à l'action vaso-motrice de la cocaïne.

L'anémie relative du système vasculaire antérieur (iris et corps ciliaire) et des vaisseaux choroïdiens, a pour résultat direct le ralentissement dans la circulation et la sécrétion des liquides ; de là abaissement de tension.

Ce fait est confirmé par la lenteur avec laquelle se reforme l'humeur aqueuse.

EXPÉRIENCE

Instillation pendant 20 minutes de la solution de chlorhydrate de cocaïne (20 %) dans l'œil droit d'un chat. La pupille étant dilatée au maximum, les deux chambres antérieures sont ponctionnées à l'aide d'une très fine canule. L'humeur aqueuse écoulée, l'œil gauche ne présente rien de particulier, la cornée est luisante et lisse, l'iris contracté ; ses vaisseaux se dessinent congestionnés.

La cornée droite a un aspect dépoli, la pupille irrégulière ; contraction de l'iris faible et lente. L'animal, libre, ne peut marcher, il chancelle ; une salive épaisse et gluante s'écoule de sa bouche. Quarante minutes après la ponction, la chambre antérieure de l'œil gauche est reformée. Dans l'œil droit, cocaïné, l'iris, peu *contracté*, est accolé à la cornée. La surface de celle-ci est terne, mais les plissures ont disparu. La cornée et la conjonctive sont insensibles.

Après une heure, la chambre de l'œil gauche est reformée complètement ; celle de l'œil droit en partie, l'iris est contracté.

Au bout d'une heure et quart les chambres sont égales.

L'œil cocaïné est plus mou que l'œil gauche.

L'examen ophthalmoscopique laisse reconnaître un astigmatisme plus marqué dans l'œil droit que dans le gauche ; dans l'œil droit, les veines de la rétine sont manifestement plus volumineuses que dans l'autre.

Pour mesurer la tension, le tonomètre étant inapplicable chez les animaux, nous avons eu recours au manomètre.

L'instrument se compose d'une aiguille creuse de 1^{mm} de diamètre, légèrement conique, et terminée à 3^{mm} de son orifice par un rebord circulaire, destiné à limiter la pénétration de l'instrument et, en même temps, à empêcher l'écoulement de l'humeur aqueuse. La canule est mise en communication avec un tube contenant du mercure, et dont les deux branches en contact portent des divisions en millimètres.

Pour éviter, au moment de la ponction, la pénétration de l'humeur aqueuse dans le système de conduit, nous avons eu soin de le remplir de sérum.

Nous avons choisi l'œil du chat, qui, en raison de la profondeur et des dimensions de la chambre, est très favorable. Sur le lapin, nous dûmes renoncer à appliquer l'appareil, vu l'exiguité de la chambre et la facilité de blesser l'iris.

EXPÉRIENCES

I. — Nous anesthésions avec quelques gouttes de la solution à 2 %, l'œil gauche d'un chat ; 5 minutes après, nous mettons la chambre en communication avec le manomètre.

L'introduction de l'aiguille, conduite obliquement à travers la cornée, ne se fait pas sans provoquer de la douleur.

Dès que la canule a pénétré, le mercure monte rapidement à 40^{mm} ; puis, après quelques oscillations, qui se produisent lorsque l'animal cligne, le mercure s'arrête à 30^{mm}.

10 minutes. — Hg. = 30.

Nous instillons de la solution à 10 %.

15 minutes. — Hg. = 25.

L'iris est dilaté.

20 minutes. — Hg. : 20 m. m.

30 minutes. — La colonne de mercure baisse très rapidement et s'arrête à 8^{mm}.

Une légère pression momentanée, exercée sur l'œil, fait monter le mercure à 30^{mm} et au delà. Il redescend ensuite et s'arrête à 8 — 10^{mm}.

L'expérience ne peut être continuée : l'animal fait des mouvements de mastication qui gênent l'observation. L'instrument retiré, quelques gouttes d'humeur aqueuse s'écoulent. L'iris ne se contracte pas.

II. — Nous répétons quelques jours après, sur le même animal, l'expérience précédente dans l'œil droit.

Pendant 15 minutes nous lui instillons du sulfate d'ésérine à $\frac{1}{200}$. Puis, pendant 15 minutes également, nous lui tenons l'œil baigné de la solution de cocaïne à 10 %.

Pour éviter l'absorption de ces alcaloïdes par les points lacrymaux, nous avons eu préalablement soin de les obstruer par une couche de collodion.

15 minutes. — L'iris est contracté au maximum.

40 minutes. — Nous introduisons la canule du manomètre.

La colonne de Hg. monte très lentement et s'arrête à 8^{mm}, où elle reste stationnaire pendant la durée de l'observation. Avant de retirer la canule, nous laissons s'écouler l'humeur aqueuse en totalité. La chambre est reformée deux heures après ; le myosis toujours considérable ; il disparaît au bout de 3 heures. L'œil est mou. A l'ophthalmoscope, les veines de la rétine sont dilatées et tortueuses ; la pupille déformée transversalement.

Pendant toute la durée de l'expérience, l'animal est resté calme et n'a présenté aucun phénomène général.

3 heures après, l'humeur aqueuse est évacuée à nouveau ; elle contient des traces de cocaïne.

III. — Nous ponctionnons la chambre antérieure d'un chat : l'humeur aqueuse écoulée, nous voulons lui injecter de la solution de chlorhydrate de cocaïne à 25 %.

L'aiguille, frôlant l'iris contracté, le déchire : une hémorrhagie se fait dans la chambre, l'animal crie, se débat violemment et fait ressortir la canule.

Nous la réintroduisons, non sans peine, et nous poussons vivement environ cinq gouttes de la solution.

La chambre se remplit, mais en même temps une partie du liquide passe dans l'épaisseur de la cornée, qui devient aussitôt couleur de lait, dans l'étendue de 1 centimètre autour de la piqûre : la tache offre l'aspect d'un leucome. Immédiatement après l'injection, la cornée est insensible, l'animal ne souffre plus et se laisse volontiers examiner.

Toute notre attention fut portée sur cette tache, d'un blanc nacré, qui occupait tout le segment inférieur de la cornée. Dans sa moitié supérieure elle avait conservé sa transparence. La chambre est louche, obstruée, la pupille remplie de sang.

Nons instillons une goutte d'atropine et nous laissons là l'expérience. Le lendemain la tache a presque complètement disparu ; une légère nébulosité en occupe la place.

Il n'y a aucun signe d'inflammation, la cornée est

luisante : sur toute sa surface, la chambre antérieure s'est éclaircie, le sang, en grande partie, résorbé ; on voit, à la face postérieure de la cornée, flottant dans l'humeur aqueuse, un fin coagulum ressemblant à une toile d'araignée.

L'œil est très mou; l'examen à l'ophthalmoscope n'est pas possible; l'iris est dilaté, excepté du côté interne, où l'on voit à sa périphérie une déchirure très nette.

Les jours suivants la cornée s'éclaircit peu à peu ; le 6ᵉ jour toute trace de nébulosité avait disparu; seulement, bien que nous eussions mis de l'atropine depuis le 1ᵉʳ jour, l'iris ne se dilate pas du côté de la blessure et l'œil est injecté du côté interne. Ce que voyant, nous lui cocaïnisons l'œil pendant une demi-heure, après avoir obstrué les points lacrymaux, avec la solution à 5 %. L'œil ainsi saturé, nous lui instillons de l'ésérine. L'iris se contracte au bout de 20 minutes ; nous continuons plusieurs fois les instillations d'ésérine : le lendemain la pupille était dilatée régulièrement.

L'injection était diminuée; les instillations répétées d'atropine amenèrent rapidement la dilatation ; le 10ᵉ jour toute trace d'inflammation avait disparu.

Le coagulum de la chambre antérieure se résorbe peu à peu, et le 10ᵉ jour il n'en reste plus de trace.

CONCLUSIONS

L'action de la cocaïne sur le globe oculaire peut être résumée en deux mots :

Anesthésie.

Ischémie.

1° L'anesthésie est plus rapide avec les solutions faibles (1 à 5 %). Les solutions fortes produisent de l'irritation, retardent l'anesthésie et peuvent amener rapidement des troubles généraux.

2° Le contact de la cocaïne longtemps prolongé sur la cornée, en altère les éléments anatomiques.

3° L'insensibilité de l'iris peut être obtenue par injection directe dans la chambre antérieure.

4° La cocaïne peut, dans la plupart des cas, être substi-

tuée au chloroforme pour toutes les opérations oculaires, sauf pour les opérations des annexes.

5° La cocaïne est l'hypotonique par excellence ; elle
diminue la tension intra-oculaire.

Associée à l'ésérine, elle produit un effet plus marqué.

772. — Lyon. Imprimerie E. Paris, Philipona et Cie, rue Condé, 30

9 782019 273866